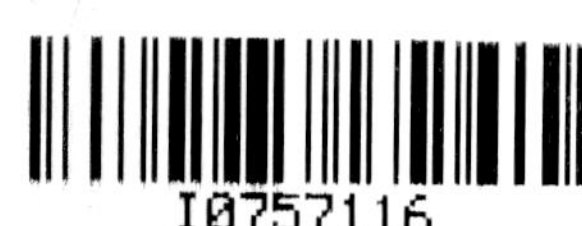
I0757116

www.ingramcontent.com/pod-product-compliance
Lightning Source LLC
Chambersburg PA
CBHW031247250726
48655CB00005B/2111

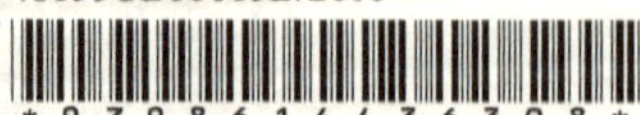